NP Notebook

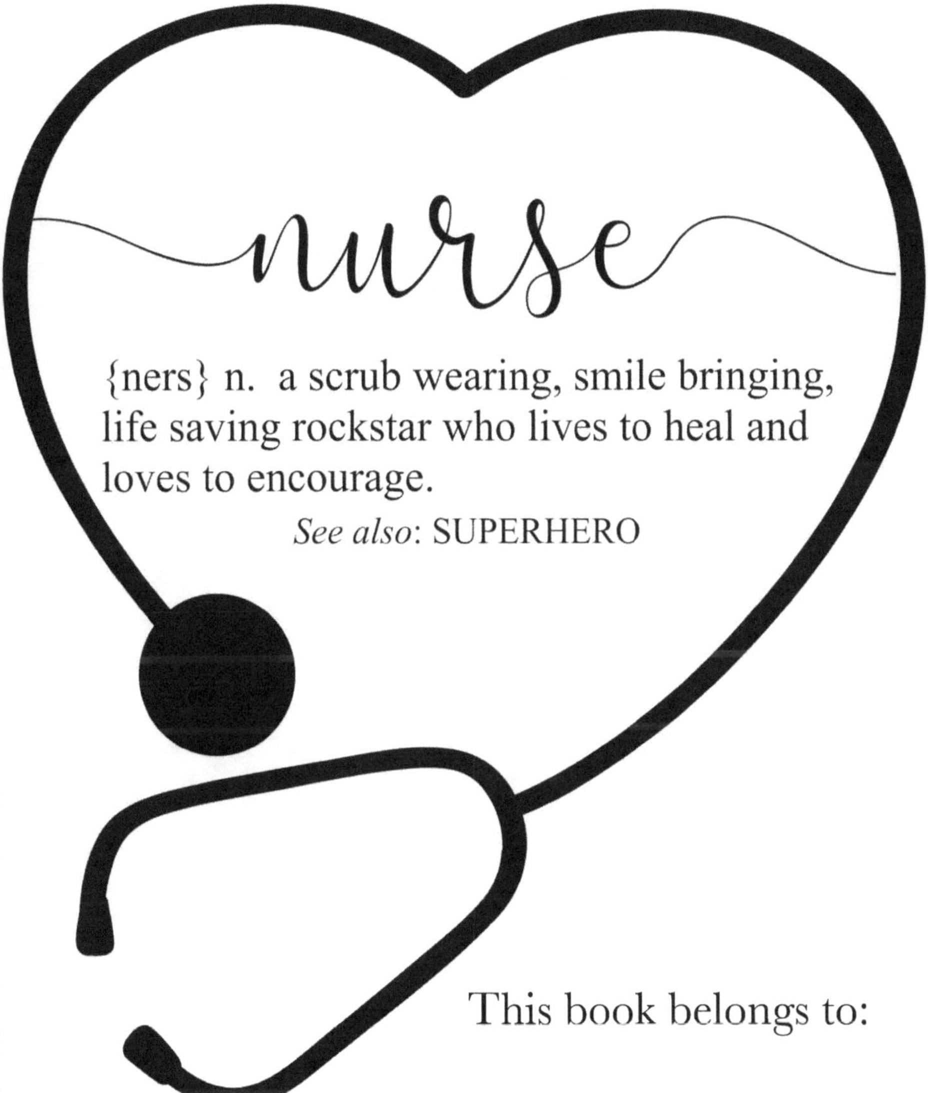

{ners} n. a scrub wearing, smile bringing, life saving rockstar who lives to heal and loves to encourage.

See also: SUPERHERO

This book belongs to:

____

DATE: ______________

DATE: ____________

DATE: ____________

DATE: ____________

DATE: ______________

DATE: ___________

DATE: ______________

DATE: ______________

DATE: ______________

DATE: ____________

DATE: ____________

DATE: ____________

DATE: ______________

DATE: ____________

DATE: ______________

DATE: ____________

DATE: ____________

DATE: ____________

DATE: ___________

DATE: ____________

DATE: ____________

DATE: ____________

DATE: ____________

DATE: ___________

DATE: ____________

DATE: ___________

DATE: ______________

DATE: ___________

DATE: ___________

DATE: ____________

DATE: ___________

DATE: ____________

DATE: ______________

DATE: ___________

DATE: ______________

DATE: ____________

DATE: ____________

DATE: ______________

DATE: ____________

DATE: ____________

DATE: ______________

DATE: ____________

DATE: ___________

DATE: ____________

DATE: ______________

DATE: ____________

DATE: ____________

DATE: ____________

DATE: ___________

DATE: ______________

DATE: ______________

DATE: ____________

DATE: ____________

DATE: ____________

DATE: ______________

DATE: ______________

DATE: ____________

DATE: ____________

DATE: _______________

DATE: ____________

DATE: ______________

DATE: ____________

DATE: ___________

DATE: ____________

DATE: ____________

DATE: ____________

DATE: ___________

DATE: ____________

DATE: ____________

DATE: ____________

DATE: ____________

DATE: ___________

DATE: ___________

DATE: ______________

DATE: ____________

DATE: ____________

DATE: ___________

DATE: ____________

DATE: ______________

DATE: ____________

DATE: ____________

DATE: ____________

DATE: ______________

DATE: ______________

DATE: ___________

DATE: ____________

DATE: ____________

DATE: ______________

DATE: ____________

DATE: ____________

DATE: ____________

DATE: ____________

DATE: ____________

DATE: ____________

Quotes from Patients

Date

Who?

Where?

Quote

Quotes from Patients

Date

Who?

Where?

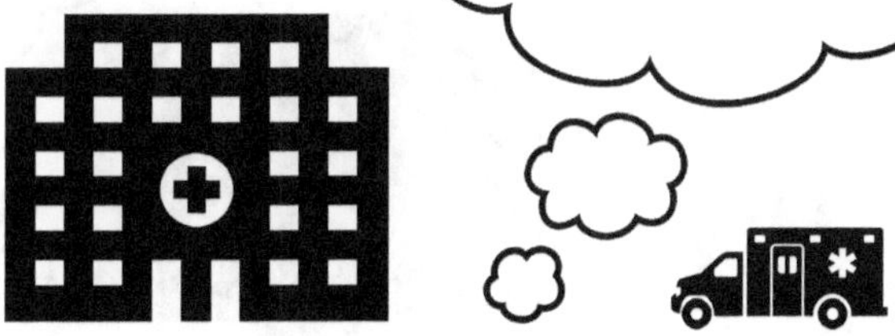

Quote

Quotes from Patients

Date

Who?

Where?

Quote

Quotes from Patients

Date

Who?

Where?

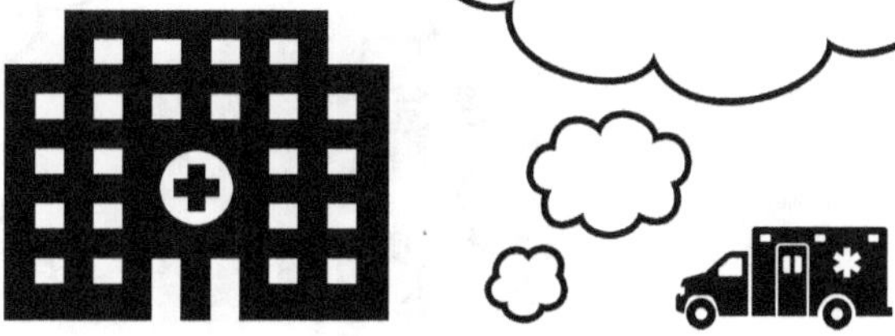

Quote

Quotes from Patients

Date

Who?

Where?

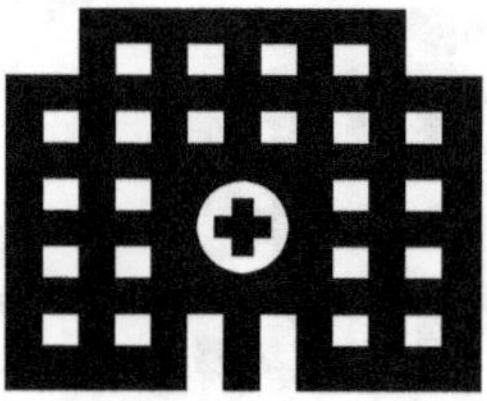

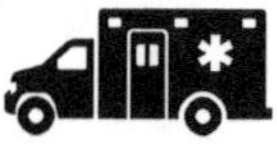

Quote

Coloring Section

I Had Fun Once, Then I Went To Nursing School

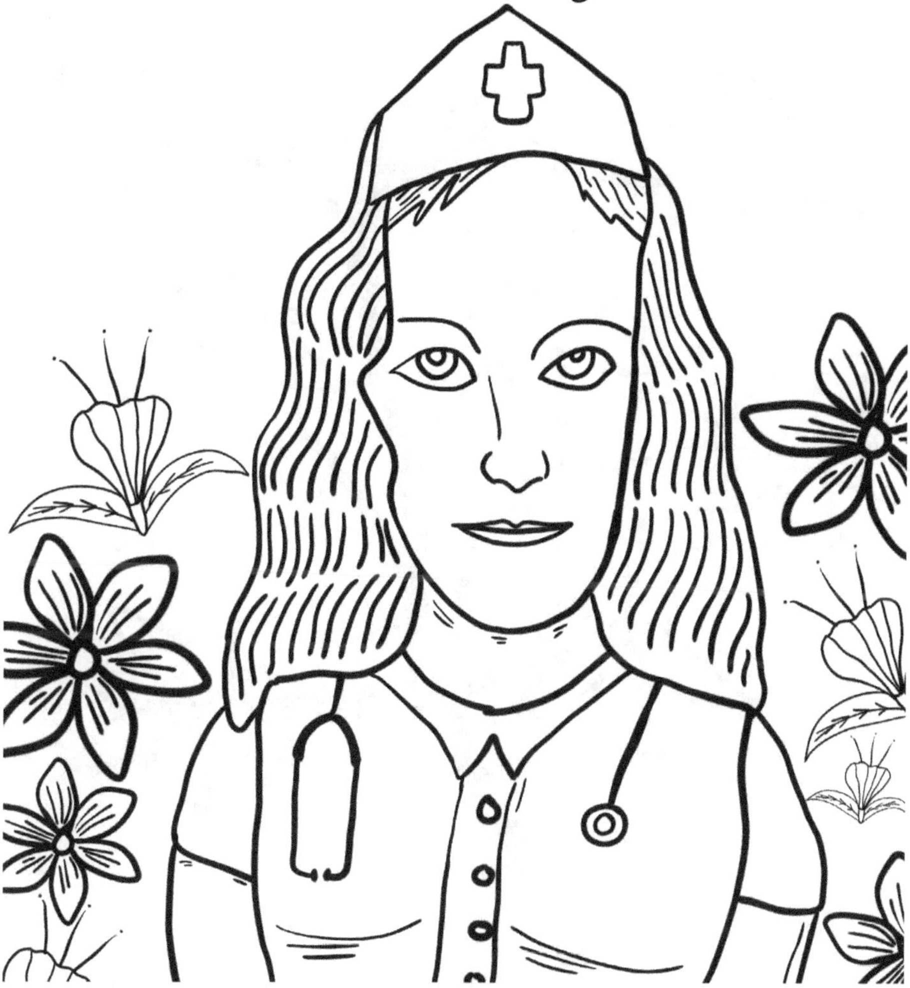

Ativan A Nurse's Best Friend

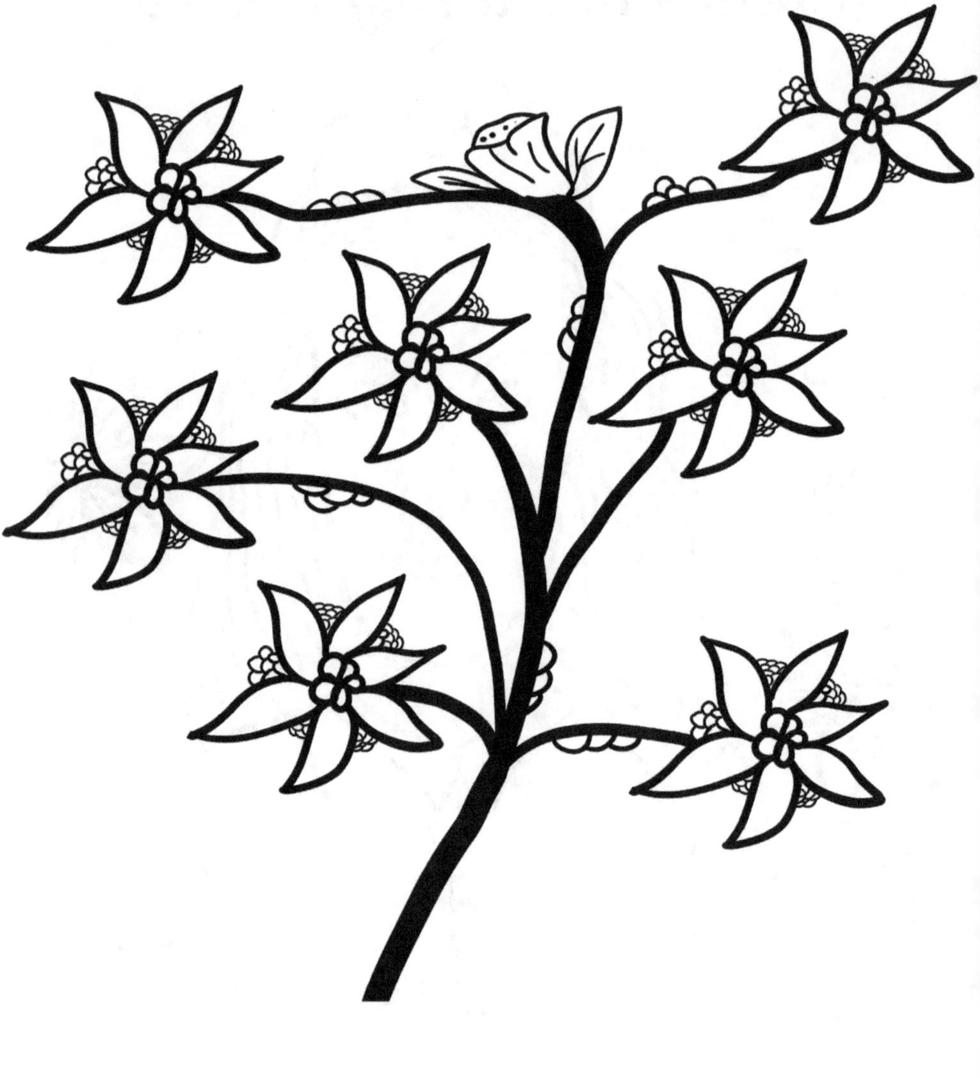

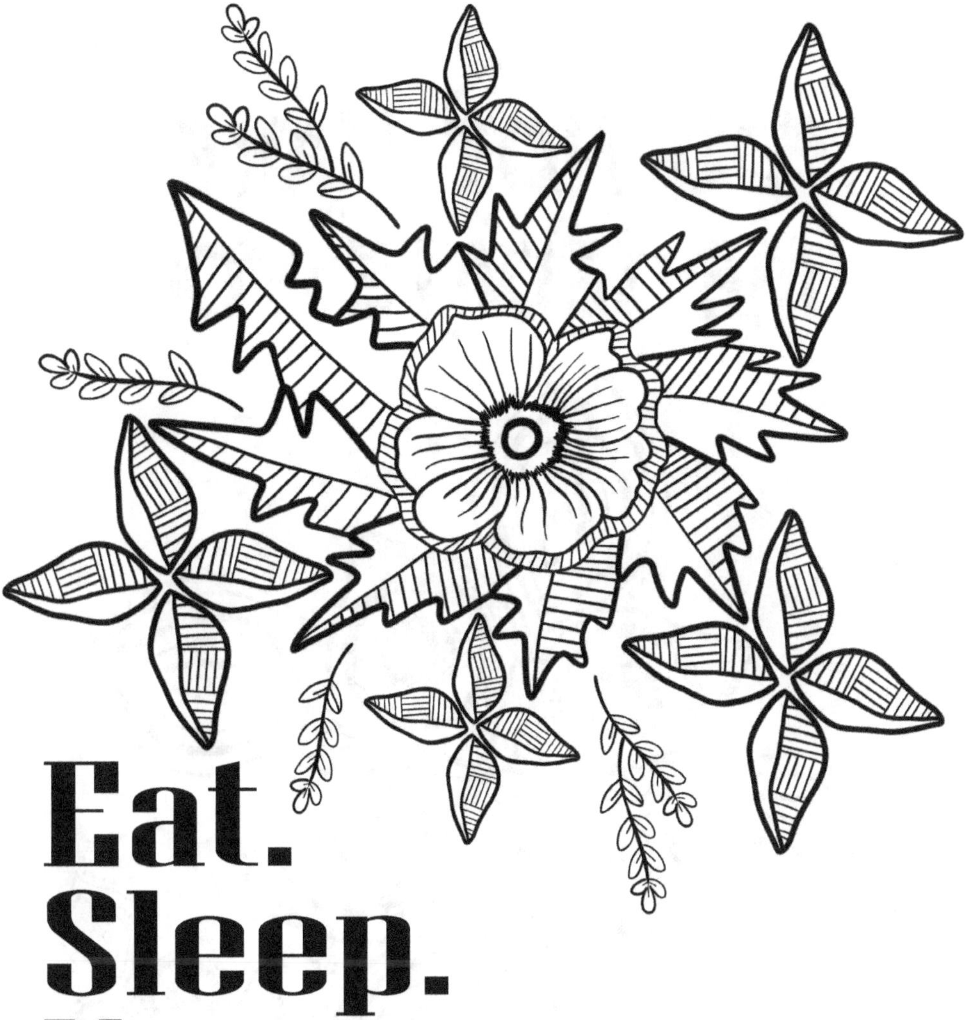

Eat.
Sleep.
Nurse.
Repeat

DO NOT MAKE ME SEDATE YOU.

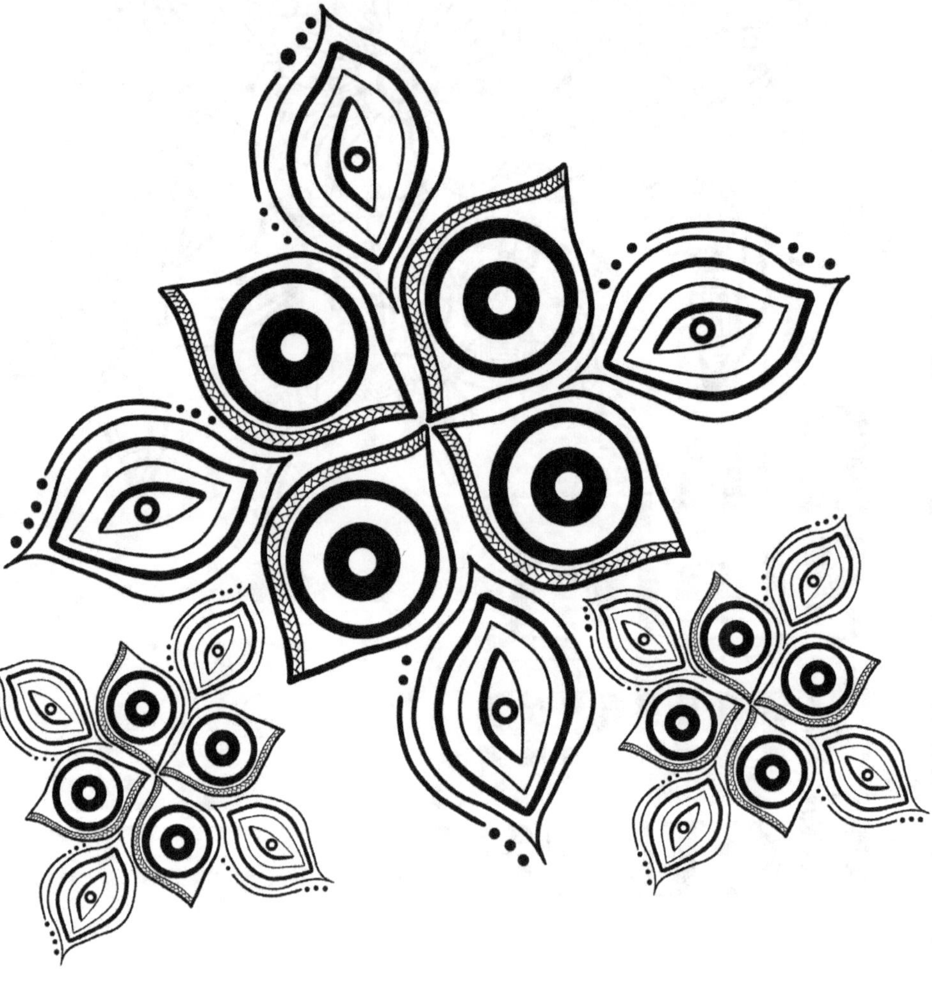

Best Nurse Ever

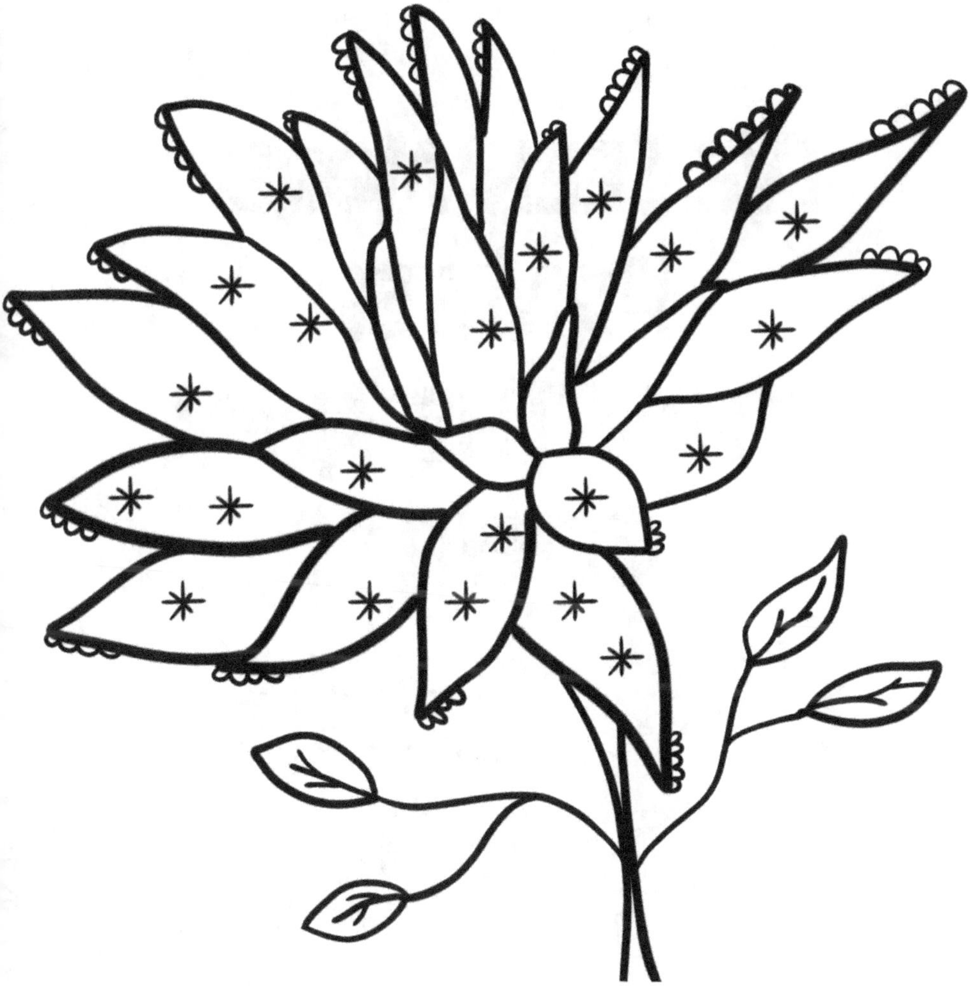

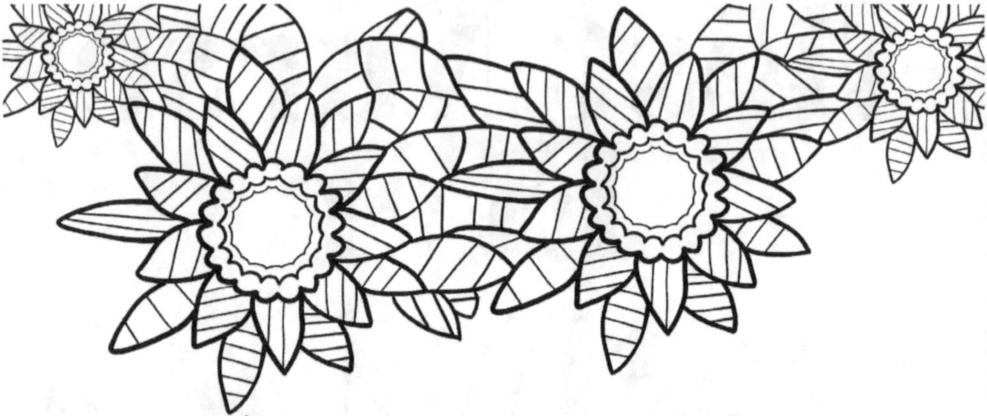

I'VE SEEN MORE PRIVATES THAN THE ARMY GENERAL

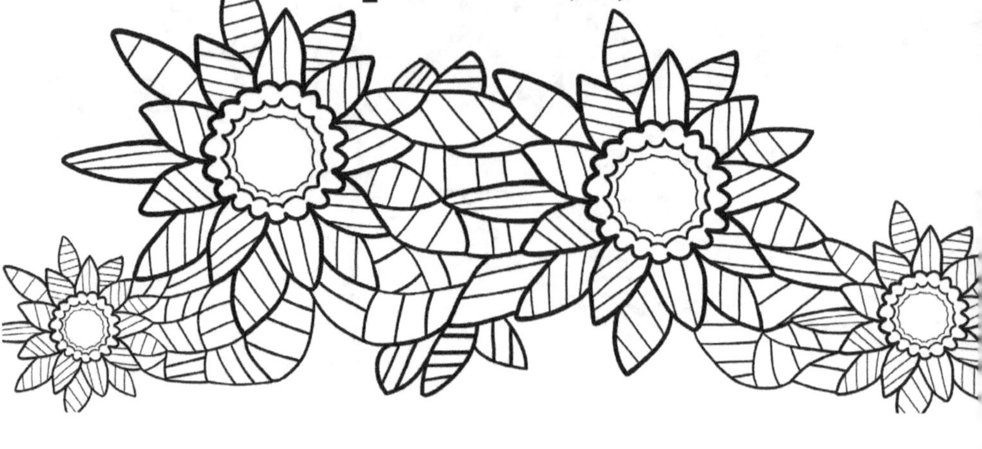

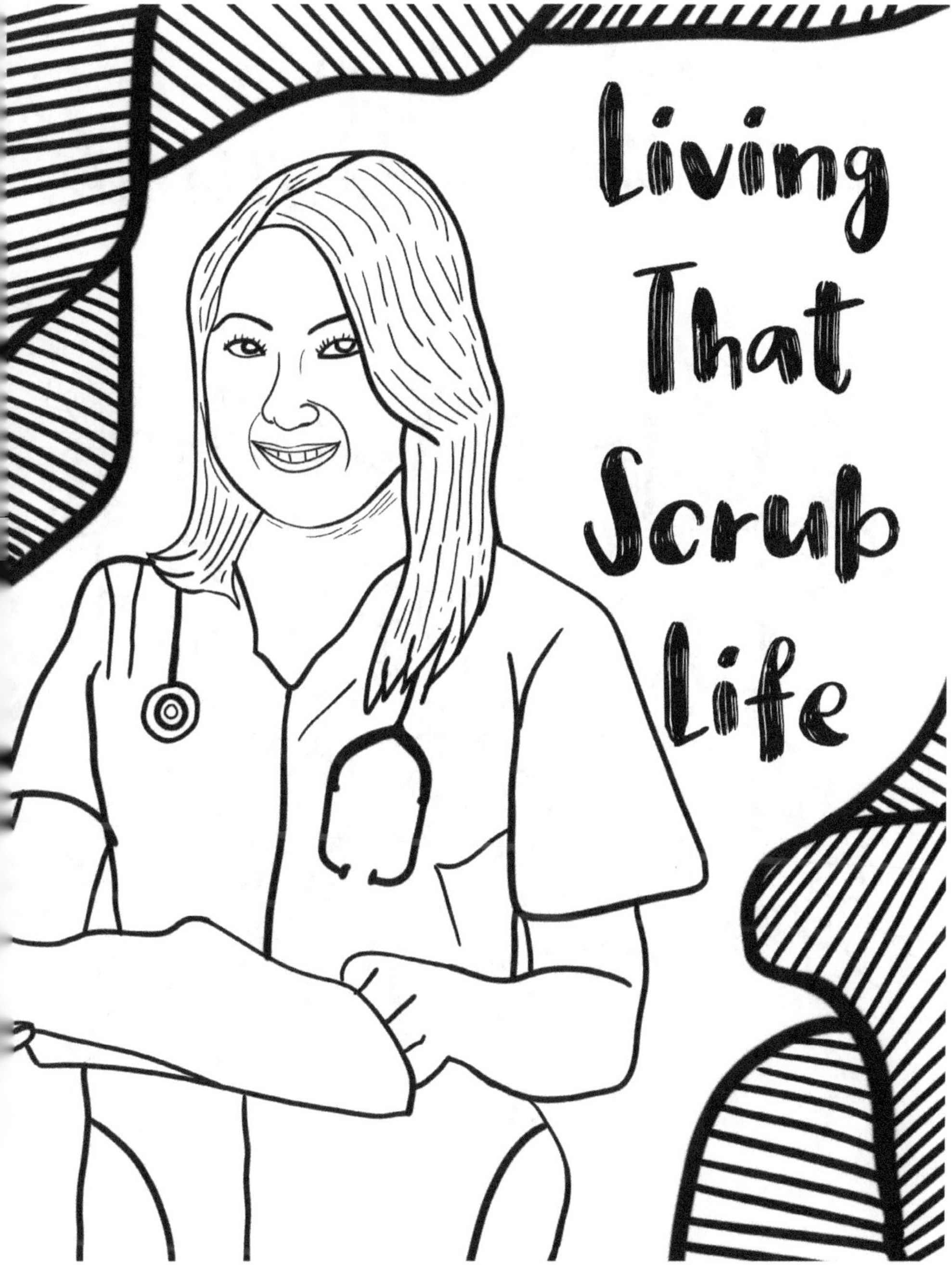
Living
That
Scrub
Life

Nurse Squad

If You're Happy and You Know It, It's Your Meds

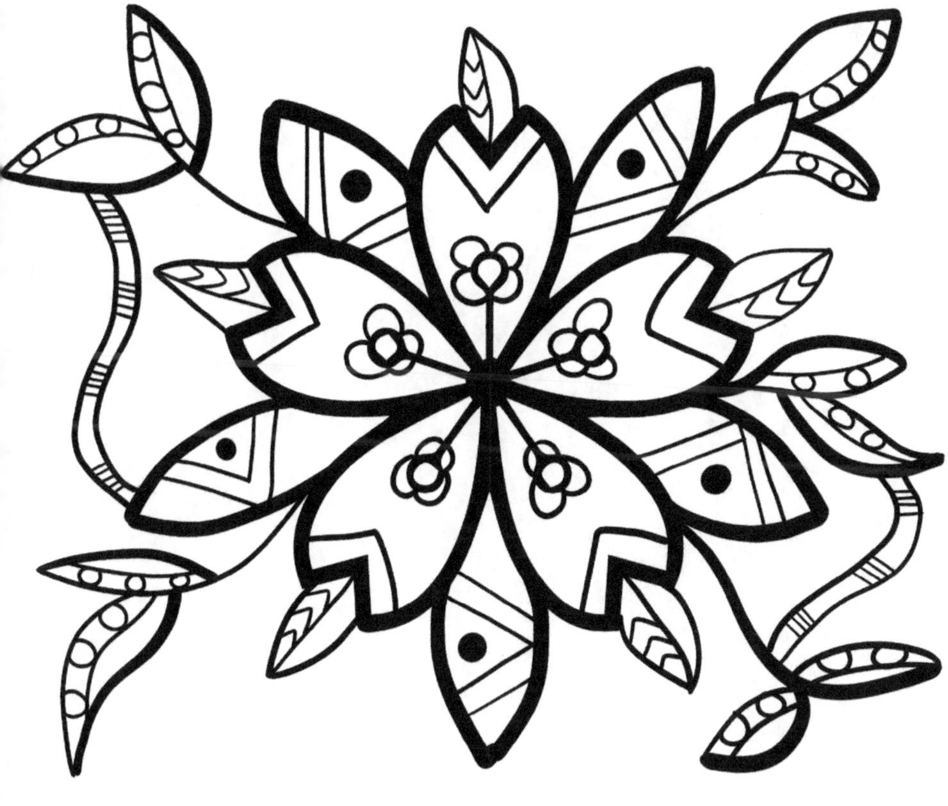

www.ingramcontent.com/pod-product-compliance
Lightning Source LLC
Chambersburg PA
CBHW072154170526
45158CB00004BA/1647
9781082368226